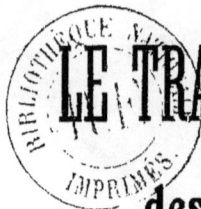

LE TRAITEMENT OPÉRATOIRE

des blessures du crâne

dans une ambulance de l'avant

PAR

André LAPOINTE

Chirurgien Chef de Service des Hôpitaux de Paris
Médecin-Major de l'Armée Territoriale

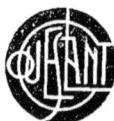

CAHORS ET ALENÇON

IMPRIMERIES TYPOGRAPHIQUES COUESLANT

—

1915

LE TRAITEMENT OPÉRATOIRE

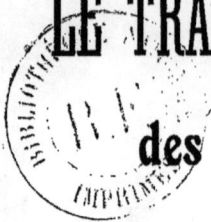

des blessures du crâne

dans une ambulance de l'avant

PAR

André LAPOINTE

Chirurgien Chef de Service des Hôpitaux de Paris
Médecin-Major de l'Armée Territoriale

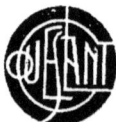

CAHORS ET ALENÇON

IMPRIMERIES TYPOGRAPHIQUES COUESLANT

—

1915

Le traitement opératoire des blessures du crâne

dans une ambulance de l'avant

———— ✖ ————

Au cours d'une période d'immobilisation de trois mois et demi, 127 blessés du crâne ont été opérés à l'ambulance dont j'étais chirurgien. La plupart de ces interventions ont été pratiquées par moi-même, quelques-unes par mon assistant, M. Mairesse, aide-major de 1ʳᵉ classe.

Sans souci pour notre statistique, nous ne nous sommes abstenus qu'en présence de moribonds, n'offrant plus la moindre chance de survie. C'est la pratique de *l'intervention précoce* et *systémati-que,* adoptée par beaucoup de ceux qui ont eu, comme nous, la possibilité d'opérer dans les for-mations sanitaires de l'avant. Elle avait eu déjà ses partisans dans les guerres du Transvaal et de Mandchourie et, en 1904, le médecin-inspecteur Nimier l'acceptait intégralement dans sa Monogra-phie sur les Blessures du crâne et de l'encéphale.

Des réserves ont été pourtant formulées, en par-ticulier après la guerre des Balkans, du moins en ce qui concerne *les plaies par balles de fusil avec rétention du projectile et les perforations de part en part.*

Dans un rapport à notre dernier Congrès de chirurgie, le médecin-major Billet s'est prononcé à son tour contre l'intervention, dans ces deux catégories de blessures, et, dans son récent Précis, le médecin-inspecteur général Delorme lui a apporté l'appui de sa haute autorité.

La question se trouve rouverte par la guerre actuelle, et il m'a semblé utile de ne pas en attendre la fin pour faire connaître les documents que j'ai pu recueillir.

J'indiquerai d'abord brièvement la *technique* que nous avons adoptée.

L'incision cruciforme nous paraît préférable à l'incision en fer à cheval, dans ces plaies qu'on ne doit jamais réunir. Après rugination rapide, 4 pinces en T saisissent chaque lambeau près de sa base, en même temps que les champs opératoires, et assurent l'hémostase jusqu'à la fin de l'opération.

Avec des pinces gouges de différentes tailles et à mors recourbés, on a vite fait d'agrandir la brèche et d'extraire les esquilles. Quand le crâne n'était pas troué, je n'ai pas craint d'user du ciseau frappé pour faire la voie aux mors d'une petite pince gouge. C'est rapide, sur un crâne dont la table interne est fracturée et pas plus traumatisant que la trépanation de la mastoïde, qu'on n'hésite guère à ouvrir de cette façon.

Une fois seulement le trépan fut utilisé : il s'agissait d'enlever une balle au pôle opposé de la pénétration.

Au cours et à la fin de l'opération, un courant

chaud d'eau oxygénée déblaye le foyer opératoire.

Comme pansement, de la gaze iodoformée ou formolée, mollement tassée sur la brèche osseuse et maintenue par les 4 lambeaux rabattus.

Si quelques artères du cuir chevelu donnent encore, un crin affrontant la base des lambeaux suffit presque toujours à assurer l'hémostase.

En somme, l'intervention ne mérite presque jamais le nom de trépanation. Elle est beaucoup plus simple, plus facile et plus rapide qu'une esquillectomie pour fracture d'un grand segment des membres.

Les blessures que nous avons opérées se répartissent en 3 catégories principales, qu'il faut envisager isolément :

1° Les *blessures superficielles, avec* ou *sans perforation de la dure-mère,*

2° Les *perforations bipolaires* ou de *part en part,*

3° Les *perforations unipolaires avec pénétration profonde et rétention* du *projectile.*

1° BLESSURES SUPERFICIELLES

Qu'elles soient *extradurales* ou *intradurales,* elles offrent un caractère commun, qui permet de les rapprocher malgré leur gravité si différente : le *foyer traumatique est accessible dans toute son étendue.*

La majorité de ces blessures résulte d'*un contact approchant plus ou moins de la tangente.*

Ces plaies dites *tangentielles* sont celles qu'on voit le plus souvent dans les ambulances. Même quand elles intéressent l'encéphale, elles sont rarement mortelles sur le coup et les blessés peuvent gagner presque tous les premiers échelons sanitaires. Nous en avons opéré 69. La balle de fusil était le plus souvent en cause, facilement reconnaissable par la nature du sillon qu'elle trace dans le cuir chevelu, ou la petitesse de l'orifice d'entrée, quand il s'agit d'un séton.

Les blessures superficielles *par contact normal,* sont plus rares. Nous n'en avons opéré que 26. Il faut qu'un projectile d'arme de guerre ait peu de force vive pour ne pas pénétrer, quand son incidence se rapproche de la normale au crâne.

Dans les combats actuels, à courtes distances, la balle du fusil arrivant de « plein fouet », ne produit jamais de lésion de ce genre ; mais une balle qui a ricoché, un fragment de balle, une enveloppe ou un fragment d'enveloppe, peuvent fort bien léser la boîte cranienne seule ou limiter leur action aux couches superficielles de l'encéphale.

La balle de schrapnell, les éclats d'obus et de bombe peuvent agir aussi de cette façon.

Sur les 95 blessures superficielles que nous avons opérées, 2 fois seulement l'*indication opératoire* a été fournie par des *symptômes fonctionnels, sans lésion osseuse visible* de *la surface* du *crâne.*

Dans 50 cas, il y avait un *syndrome encéphalique, diffus* ou *circonscrit, avec une lésion osseuse apparente,* soit à l'examen clinique, soit après débridement des parties molles.

Enfin, dans 43 cas, il n'y avait *aucun symptôme encéphalique,* malgré des lésions parfois étendues, intéressant non seulement le squelette, mais aussi l'encéphale.

Beaucoup de ces blessés sans symptôme fonctionnel, tous ceux sans doute dont la plaie ne laissait sourdre aucune parcelle encéphalique, auraient été évacués rapidement, si nous n'avions eu pour principe d'explorer aseptiquement, au stylet ou à la sonde cannelée, les plaies de tête les plus insignifiantes en apparence, même en l'absence de tout symptôme intracranien.

Cette manœuvre, proscrite avec raison dans les formations de première ligne, doit être, au contraire, une règle absolue dans une ambulance installée pour les opérations d'urgence, et, quand elle n'a rien révélé de plus qu'une simple dénudation du squelette, il faut débrider largement pour examiner directement la surface du crâne.

Ce *débridement explorateur,* resté parfois négatif, nous a permis de découvrir un certain nombre de fissures de la table interne, qui avaient échappé à la sonde cannelée et qui étaient justiciables d'une trépanation.

Au point de vue du pronostic, un fait anatomopathologique domine dans les blessures superficielles, qu'elles soient tangentielles ou normales : c'est *l'intégrité de la dure-mère,* qui n'exclut pas, bien entendu, la possibilité d'une lésion de l'encéphale sous la dure-mère intacte.

1° *Blessures superficielles sans perforation durale.* — Nous avons opéré 47 blessures de ce type,
dont 30 tangentielles et 17 normales.

Voici d'abord 2 *fractures isolées* de la *table interne.* Ce sont les 2 cas dans lesquels l'indication
opératoire résultait uniquement de symptômes
fonctionnels.

Un de ces blessés présentait un syndrome diffus,
sans aucun signe de localisation ; le débridement
d'un séton de la région pariétale droite, montra la
surface osseuse intacte. Comme le pouls était à 60,
on admit la possibilité d'un hématome extradural.
La trépanation découvrit une grosse esquille de la
table interne, mais pas d'épanchement sous l'os.
Y avait-il un épanchement sous la dure-mère ?
Elle ne fut pas incisée ; l'opéré succomba et l'au-
topsie ne put être faite.

En tout cas, le soupçon d'un hématome était suf-
fisant pour trépaner. C'est la seule raison qu'on
puisse avoir d'intervenir, quand ces deux condi-
tions se trouvent réunies : syndrome diffus, crâne en apparence intact. Mais, en pratique de
guerre, le diagnostic de l'épanchement intracranien
est délicat, attendu que son meilleur signe, la
« période lucide » de notre J.-L. Petit, échappe
habituellement à l'observateur.

Un autre blessé avait de l'hémiparésie faciale et
brachiocrurale gauches, avec sensation d'engour-
dissement, surtout dans le membre inférieur. En
l'absence de lésion osseuse visible, le signe de
« foyer » indiquait la trépanation, qui permit
d'extraire une esquille de la table interne, comme

une pièce de 2 francs, au centre d'un petit hématome extradural. Les troubles fonctionnels avaient
à peu près complètement disparu deux semaines
après l'intervention.

Il est probable que ces lésions isolées de la table
interne ne sont pas exceptionnelles ; mais elles
sont méconnues quand elles existent indépendam-
ment de tout signe fonctionnel, fournissant par
lui-même une indication opératoire. Il ne peut en
être autrement, à moins d'en revenir aux doctrines
hippocratiques et de trépaner quiconque a reçu
un choc sur le crâne.

La seule lésion visible après débridement con-
sistait en une simple *ecchymose* de la table externe, chez un autre opéré hémiplégique, atteint
d'une blessure tangentielle de la région pariétale
gauche.

Une esquille, grande comme une pièce de 50
centimes, avait éraillé la dure-mère, sans la per-
forer. Ce blessé, évacué au bout de cinq jours,
avait déjà retrouvé une partie de ses mouvements.

Nous avons pratiqué 9 trépanations pour *fissures* de la table externe. Dans 8 de ces 9 cas, il y
avait une ou plusieurs esquilles de la table interne,
avec un petit hématome extradural dans deux cas.
Comme 5 de ces 8 opérés à qui une esquillectomie
fut pratiquée, n'avaient aucun symptôme cérébral,
l'indication d'une intervention utile nous aurait
échappé, si nous n'avions pas eu pour principe de
faire le débridement explorateur.

Les 3 autres avaient des symptômes rolandiques : hémiplégie flasque dans un cas, hémiplégie

2.

avec contracture dans deux cas. Les phénomènes de contracture disparurent rapidement après l'intervention, mais les paralysies n'étaient qu'atténuées au moment de l'évacuation.

Aucun de ces 9 opérés pour fissure de la table externe n'a succombé.

La lésion que nous avons le plus souvent observée, dans ces blessures superficielles sans perforation de la dure-mère, c'est une *perte de substance limitée à la table externe :* simple érosion en coup d'ongle, sillon elliptique ou petite cupule circulaire, dont le fond, souvent dépressible à la sonde cannelée, est constitué par le diploë ou la table interne.

Dans nos relevés opératoires figurent 25 lésions de ce genre, dont 17 dans des blessures tangentielles et 8 dans des blessures normales. Or, 3 fois seulement nous n'avons trouvé aucune esquille de la table interne ; 22 fois il y avait 1 ou plusieurs esquilles, dont l'étendue dépassait toujours largement les limites de la lésion superficielle.

Dans un cas de blessure tangentielle de la région bregmatique, une esquille avait pénétré dans le sinus longitudinal. Son extraction provoqua une hémorragie abondante qui fut traitée avec succès par la double ligature du sinus, moyen plus sûr qu'un simple tamponnement.

L'absence de tout symptôme cérébral se trouve notée chez 20 de ces 25 opérés. Un seul est mort parmi ces 20 blessés à fonction cérébrale intacte ; mais sa fracture du frontal n'y fut pour rien : ce malheureux avait en même temps un fracas de la mâchoire inférieure et une fracture de cuisse !

Les 19 autres ont été évacués en très bonne voie de guérison.

Signalons un incident post-opératoire, observé chez un des trois blessés qui n'avaient pas d'esquille de la table interne : opéré pour un sillon de la table externe du pariétal gauche, il fut pris, après le second pansement, de plusieurs crises jacksoniennes du membre supérieur droit. Un pansement moins compressif fit cesser rapidement les convulsions.

Les 5 autres opérés de cette série, avaient un syndrome cérébral.

L'un d'eux, un commandant du 155ᵉ d'infanterie, atteint d'un coup de feu tangentiel de la région pariétale droite, avait une paralysie complète du membre supérieur gauche, qui ne l'avait pas empêché de garder son commandement pendant plusieurs heures, jusqu'au moment où il reçut un petit éclat d'obus à la lèvre inférieure. Opéré le soir même, il fut pris, deux jours après, d'une violente crise d'épilepsie jacksonienne, étendue à la face et aux deux membres, et qui nous causa les plus vives inquiétudes. La paralysie persistait au moment de l'évacuation, et cinq semaines plus tard, le blessé nous écrivait qu'il n'avait pas eu de nouvelle crise, mais que sa main gauche lui refusait encore tout service.

Deux autres blessés, atteints comme le précédent de paralysie, avec aphasie dans un cas, partirent améliorés.

Les deux derniers, qui présentaient un syndrome diffus, succombèrent.

Dans le premier de ces deux cas malheureux,

il s'agissait d'une blessure par contact normal de la région pariétale droite, avec obnubilation marquée, pouls à 56 et parésie facio-brachiale. Après avoir extrait une esquille de la table interne, je ne trouve pas d'épanchement extradural, mais l'incision de la dure-mère violacée, montre un épanchement intradural que je curette. Il n'y eut aucune amélioration et la mort survint au bout de 9 jours.

Dans le deuxième cas, une blessure tangentielle de la région temporo-pariétale droite, le blessé ne nous arrive que 36 heures plus tard, agité, inconscient, avec une température de 39 à 120 pulsations. Sous une éraillure en coup d'ongle de la table externe, nous trouvons une large esquille de la table interne et un énorme hématome extradural, étendu à presque toute la zone décollable. L'opéré ne reprit pas conscience.

C'est le seul cas d'épanchement intracranien important que nous avons observé. Par sa symptomatologie imprécise, comme par l'insignifiance de la lésion osseuse apparente, il méritait d'être signalé.

De ces blessures avec perte de substance limitée de la table externe, nous rapprocherons un fait curieux de blessure par bombe : un clou de 4 centimètres était solidement implanté et retenu par sa tête dans la région frontale médiane. Son extraction ne fut possible qu'après élargissement du trou de la table externe. La lame vitrée et la dure-mère étaient intactes.

Ce blessé, qui n'avait aucun trouble fonctionnel, guérit sans incident.

Nos 9 dernières observations de blessures superficielles sans perforation durale, concernent des
enfoncements des deux tables.

Les fragments étaient embarrés dans deux cas,
mobiles dans les autres.

Sur 6 opérés, qui ne présentaient aucun symptôme encéphalique, un seul est mort à la suite
d'un gros enfoncement de la région fronto-orbi-
taire droite. Bien que la dure-mère ait paru intacte, il y eut méningo-encéphalite mortelle. La
fracture intéressait la base et l'infection vint sans
doute d'une déchirure durale au niveau de l'étage
antérieur.

Sur 3 opérés qui présentaient un syndrome
diffus, un seul a survécu, 2 succombèrent de méningo-encéphalite. L'enfoncement, dans ces 3 cas,
intéressait encore la région frontale basse et l'intégrité apparente de la dure-mère au fond du
foyer opératoire, n'excluait pas la possibilité d'une
infection partie de la base.

Ces enfoncements frontaux du voisinage de la
base, se sont montrés d'une gravité particulière,
même sans lésion durale visible : nous en comp-
tons 5 avec 3 décès, tandis que 4 enfoncements de
la voûte ont tous été évacués en bon état.

Signalons enfin l'extrême *rareté des projectiles*
ou *fragments de projectile,* dans ces blessures superficielles sans lésion durale. Nous n'en avons
jamais trouvé dans les blessures tangentielles.
Dans deux blessures par contact plus ou moins
normal, nous avons extrait une enveloppe de balle,

dans un cas ; un fragment de plomb, probablement d'une balle de shrapnell, dans l'autre.

En somme, dans les blessures du crâne sans perforation durale, nos résultats ont été satisfaisants.

Sur nos 47 opérés, 40 ont été évacués dans un état fort rassurant, au point de vue vital. Si nous retranchons un décès qui fut indépendant de la fracture du crâne, la mortalité a été de 6 pour 46, de *13* pour *100*.

Encore serait-il légitime de ne pas faire entrer en ligne de compte, les 5 cas, vraiment spéciaux, d'enfoncements fronto-orbitaires, qui ont donné 3 décès. Il resterait ainsi 3 morts sur 41 opérés, soit *7,3* pour *100*, chiffre exprimant la mortalité de nos opérés pour blessures de la voûte, sans perforation de la dure-mère.

Ajoutons que pour les blessures de cette catégorie, la mortalité post-opératoire rapprochée ne peut guère se grever d'une mortalité éloignée. Un blessé, qui au fond de son foyer osseux largement ouvert et débarrassé des esquilles, a sa dure-mère intacte, ne court vraiment plus aucun risque.

Il est vrai que les blessures superficielles avec dure-mère intacte créent rarement, par elles-mêmes, un danger de mort ; et on pourrait se demander si l'intervention précoce, qui obéit rarement à une indication vitale, est toujours utile et nécessaire.

La présence presque constante d'esquilles détachées de la table interne, et le danger que crée leur présence pour l'avenir, seraient déjà une raison suffisante d'intervention systématique.

Il faut tenir compte aussi de l'infection habituelle des plaies du cuir chevelu par arme de guerre et de son inévitable propagation au foyer de la fracture et dans l'espace extra-dural. La moindre atténuation serait déraisonnable à une doctrine depuis longtemps établie.

2° *Blessures superficielles avec perforation durale.* — Elles se sont montrées aussi fréquentes que les blessures extra-durales. Nous en avons opéré 48, dont 37 par contact approchant de la tangente et 11 par contact approchant de la normale.

La mise à nu de la méninge molle, l'existence presque constante d'une plaie de l'encéphale, avec issue fréquente de matière encéphalique, créent naturellement des dangers qui n'existent pas dans les blessures de la variété précédente.

Si elles s'en rapprochent par ce fait, important au point de vue de l'intervention, que le foyer traumatique extra et intra-dural est accessible dans toute son étendue, elles s'en éloignent singulièrement, comme nous allons le voir, par la fréquence de la méningo-encéphalite et la très haute mortalité qu'elles nous ont donnée.

Les lésions osseuses que nous avons rencontrées peuvent se classer sous trois types.

Dans 33 cas, il s'agissait d'un *sillon* ou d'une *gouttière* creusée dans la table externe, avec une fracture esquilleuse beaucoup plus étendue de la lame vitrée.

Parfois l'orifice dural était peu important ; une seule esquille pénétrait dans l'écorce encéphalique à travers la dure-mère, qu'elle avait perforée.

Le plus souvent, c'était le projectile lui-même qui avait ouvert les méninges et « éraflé » l'écorce encéphalique, en projetant des esquilles libres dans son intérieur. Nous en avons extrait jusqu'à huit, chez un opéré qui fut évacué en bon état.

Dans un cas de plaie tangentielle du milieu du front, une esquille s'était implantée dans le cerveau à travers le sinus longitudinal. Comme dans l'observation citée précédemment, cette blessure du sinus fut traitée par la double ligature. Ce blessé, qui n'avait aucun trouble fonctionnel, fut évacué six jours après l'intervention.

Deux fois seulement, sur les 33 cas de ce groupe, il est noté qu'aucune esquille intraencéphalique n'a été constatée.

Dans un seul cas, on trouva un projectile dans la plaie : un petit éclat d'obus encastré dans l'os.

Sur ces 33 opérés, 8 n'avaient aucun symptôme encéphalique avant l'opération. Le cerveau était pourtant atteint, chez 4 de ces blessés, au niveau ou au voisinage de la zone rolandique. Cette petite série de 8 cas sans trouble fonctionnel nous a donné des résultats particulièrement heureux, puisque 7 ont été évacués dans un état satisfaisant et 1 seul est mort de méningo-encéphalite.

Nos résultats ont été encore meilleurs, au point de vue vital, dans les cas à symptômes de foyer sans syndrome diffus.

Nous avons opéré 4 blessés de ce genre qui furent évacués tous les 4 ; deux d'entre eux, avec une amélioration notable des troubles moteurs, les deux autres sans aucune amélioration.

Un état d'obnubilation plus ou moins marquée s'associait à des symptômes rolandiques dans 9 cas : 5 de ces opérés sont morts ; 4 furent évacués, dont deux améliorés et deux sans aucune atténuation de la paralysie ou de l'aphasie.

Enfin, sur 12 blessés subcomateux, sans signe de foyer apparent, 10 sont morts. Les 2 survivants, revenus rapidement à la conscience, sont partis sans aucune paralysie, bien qu'ils aient été touchés, l'un et l'autre, dans la région pariétale.

Certaines blessures, par contact voisin de la tangente, intéressent le crâne et son contenu un peu plus profondément que celles du type précédent. Ce sont elles qu'on désigne, faute d'expression meilleure, sous le nom de *blessures tangentielles profondes.*

Au lieu d'un sillon dans le cuir chevelu, on trouve deux orifices éloignés de plusieurs centimètres. Le crâne présente aussi deux trous, mais le pont qui les réunit est éclaté en fragments multiples, sous lesquels la dure-mère est largement déchirée, l'écorce cérébrale comme labourée par le projectile et semée d'esquilles projetées de l'orifice d'entrée.

Sur 4 blessés de ce type, chez qui nous avons réuni les deux orifices et extrait tous les fragments intermédiaires, un seul, dont la blessure pariéto-occipitale droite n'avait provoqué aucun symptôme cérébral, fut évacué sans le moindre trouble fonctionnel. Notons en passant que ce blessé est

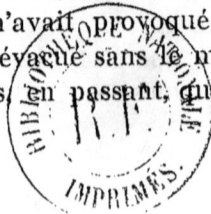

un des rares opérés chez qui on trouva le *projectile dans la plaie* ; une balle de shrapnell qui siégeait à l'orifice de sortie, après avoir abandonné quelques fragments à l'orifice d'entrée.

Les 3 autres opérés pour blessures tangentielles profondes, qui étaient subcomateux, sont morts de méningo-encéphalite.

Reste un dernier type de blessure superficielle : les *enfoncements avec plaie de l'encéphale*, atteint par le projectile lui-même, le plus souvent un éclat d'obus, ou par les fragments enfoncés.

Nous en avons 11 observations. Presque toujours, il s'agissait de lésions très importantes, de fractures « en damier », avec issue abondante de matière encéphalique.

Un seul de ces 11 opérés n'avait pas de symptôme cérébral, il a survécu à un enfoncement de l'écaille du frontal.

Les 10 autres étaient plus ou moins comateux : l'extraction des esquilles intracérébrales et le relèvement des fragments encore adhérents ont été inutiles chez 8 de ces blessés graves, qui sont morts de leurs lésions destructives ou de méningo-encéphalite.

On voit combien les résultats de l'intervention dans ces blessures superficielles avec perforation de la dure-mère, ont différé de ceux que nous avons obtenus dans les blessures extra-durales. Dans l'ensemble, 27 opérés sont morts sur 48, soit une mortalité énorme de *56* pour *100*.

Si nous classons à part les enfoncements qui,

ici encore, se sont montrés particulièrement graves, avec 8 morts sur 11 interventions, nous voyons que les blessures tangentielles avec perforation durale ont donné une mortalité post-opératoire de 19 sur 37, soit *51 pour 100*.

L'infection a été la cause habituelle de la mort. Une proportion considérable de nos opérés en présentaient déjà des signes plus ou moins nets en arrivant à l'ambulance. Si nous prenons le thermomètre pour juge, nous voyons que la température rectale dépassait 37°5 dans 38 cas et que sur les 21 opérés qui ont été évacués, 13 avaient déjà de l'hyperthermie avant l'intervention.

Celle-ci, bien que précoce, n'était déjà plus, habituellement, une intervention primitive.

Nos 21 évacués étaient dans un état satisfaisant, au point de vue vital. Mais tous suppuraient ; un seul avait une hernie cérébrale grosse comme une noix verte.

Quant aux symptômes de foyer, sur 8 survivants qui en présentaient, 4 n'étaient qu'améliorés au moment du départ et 4 n'avaient absolument rien gagné.

Bien entendu, l'avenir de ces 21 évacués, avec cerveau à nu au fond de la plaie, était beaucoup moins sûr que celui des évacués à dure-mère intacte et je n'ai pas l'illusion de croire qu'ils ont tous survécu définitivement.

La mortalité opératoire rapprochée, pourtant déjà si élevée, se grève d'une mortalité éloignée que le défaut de liaison entre l'avant et l'arrière ne me permet pas d'évaluer.

2° PERFORATIONS BIPOLAIRES
OU DE PART EN PART

Nous n'avons opéré que 7 blessures de cette
catégorie. Cela n'est pas surprenant. Dans les con-
ditions actuelles de la guerre, les coups de feu pé-
nétrants produisent des délabrements incompati-
bles avec la moindre survie et nous en avons vu
de terrifiants exemples sur les champs de bataille
de la Marne.

Les blessés frappés par une « balle perdue »,
échappent seuls à la mort immédiate.

Parmi ceux qui sont arrivés encore vivants à
l'ambulance, quelques-uns étaient dans le coma
complet avec stertor. Ils sont morts rapidement
sans qu'on puisse songer raisonnablement à intervenir.

Les 7 que nous avons opérés étaient tous subcomateux ; 6 sont morts, 4 de coma progressif et
2 de méningo-encéphalite. Un seul a été évacué
6 jours après l'intervention, dans un état satisfaisant au point de vue vital, mais paraphasique, et
hémiparésique !

Si peu encourageante qu'elle soit, cette série doit-
elle nous amener à conclure qu'il aurait mieux
valu s'abstenir ? D'abord, 2 de ces opérés avaient
déjà des signes d'*infection manifeste* au moment
de l'intervention, faite 48 heures après la blessure.
Tout le monde aurait essayé d'enrayer l'infection
par le débridement et la régularisation des orifices,
ainsi que je l'ai tenté, sans y réussir.

Restent 5 cas pour lesquels les abstentionnistes auraient considéré l'intervention comme inutile, sinon capable de faire obstacle à la guérison spontanée.

L'opération qui consiste à débrider deux plaies et à extraire des esquilles, est véritablement si simple, qu'elle ne peut guère réduire les chances de survie. L'argument tiré du danger opératoire porte d'autant moins que les partisans de l'abstention dans les blessures pénétrantes n'en parlent pas dans les blessures tangentielles.

L'intervention serait inutile, parce que, dit-on, les balles des fusils modernes font des trous comme à l'emporte-pièce et n'entraînent pas d'esquilles dans l'encéphale. L'infection n'est pas fatale et beaucoup de blessés guérissent tout seuls. Enfin, si le trajet doit s'infecter, le débridement et la régularisation des orifices, ne peuvent avoir aucun effet préventif.

En ce qui concerne la régularité des orifices, je ne crois pas qu'il faille absolument tabler sur les résultats qu'a donnés le tir bien réglé des expérimentateurs.

Sans parler des balles qui ont subi une préparation contraire aux conventions internationales du temps de paix, les balles « honnêtes », si l'on peut ainsi parler, ne pénètrent presque jamais avec une incidence rigoureusement normale. Au lieu du trou schématique, plus petit que le calibre de la balle, on trouve bien plus souvent un orifice irrégulier, à bords éclatés, et des esquilles implantées dans l'encéphale. Avec ou sans infection, la présence de ces esquilles ne peut que nuire à la réparation du foyer traumatique.

De même, l'extraction des esquilles soulevées, parfois en grand nombre, à l'orifice de sortie, ne saurait être envisagée comme une manœuvre irrationnelle.

Chez 5 de nos opérés, en particulier chez celui qui a survécu, l'extraction d'esquilles intra-cérébrales à l'orifice d'entrée, se trouve expressément notée.

Quand à la prophylaxie de l'infection, je ne puis croire que le débridement et l'élargissement des deux brèches ortéo-durales, puissent rester sans effet. Sans doute, l'infection, quand elle se produit, envahit tout le trajet ; mais c'est aux orifices qu'elle est le plus dangereuse, parce que c'est là que va se faire la diffusion aux espaces méningés. Il n'est pas possible qu'un bon drainage des deux orifices ne contribue jamais à limiter le processus.

Assurément, dans ces perforations bipolaires, les résultats de l'intervention seront toujours modestes et je n'ignore pas qu'on cite, à titre de curiosité, des blessés qui ont résisté aux lésions destructives et échappé, sans opération, à la méningo-encéphalite. Mais on ne saurait se baser sur des faits exceptionnels pour admettre que dans les perforations du crâne de part en part, la chirurgie ne doit jamais rien tenter.

3° PERFORATION UNIPOLAIRE AVEC RÉTENTION PROFONDE DU PROJECTILE

Quand les fronts de bataille sont rapprochés, les perforations unipolaires, avec rétention du projectile dans l'encéphale, sont bien plus rares que les perforations bipolaires. Cependant, pour une raison facile à comprendre, les blessés qui arrivent aux ambulances avec une balle en plein encéphale, sont bien plus nombreux que ceux de la catégorie précédente.

Nous en avons opéré 25 et les raisons qui nous ont fait intervenir, sont les mêmes que dans les perforations bipolaires : extraire les esquilles, prévenir ou limiter l'infection.

Quant au projectile, nous nous sommes toujours abstenus de sa recherche *primitive,* au-delà des limites de la zone de pénétration. C'est une règle depuis longtemps établie dans là pratique du temps de paix et nous y avons conformé notre pratique de guerre.

A l'intervention ainsi comprise, les mêmes objections ont été faites, que pour les perforations bipolaires, du moins en ce qui concerne les blessures par la balle de fusil. L'orifice d'entrée est peu ou pas esquilleux ; inutile d'élargir et de régulariser le foyer superficiel, pour faciliter le drainage du foyer profond.

On prescrit cependant d'intervenir quand il s'agit d'une balle de shrapnell, parce que ce projectile expose tout spécialement à la pénétration de débris vestimentaires et à l'infection du trajet. De plus, il va rarement très loin, sa force vive étant modérée, et par suite, on a chance de le trouver au voisinage de l'orifice d'entrée.

C'est fort logique, en théorie, mais la pratique ne m'a pas paru aussi simple.

Est-il toujours possible de préciser la nature du projectile inclus ?

Les renseignements donnés par le blessé, quand il peut en donner, n'ont qu'une valeur relative, et, pour ma part, je me déclare incapable de préciser, dans tous les cas, d'après les caractères extérieurs d'une blessure, quel fut le projectile responsable : balle de fusil, shrapnell ou petit éclat d'obus.

On pourrait recourir au radiographe pour établir l'indication opératoire ; mais on ne l'a pas toujours à sa disposition, dans une formation sanitaire de l'avant et on perdrait souvent un temps précieux, si on l'attendait pour soumettre à son examen les blessés du crâne qui ont besoin d'être opérés d'urgence.

La blessure par balle de fusil est de beaucoup la plus fréquente dans nos 25 observations de perforation unipolaire; or, 6 fois seulement il n'est pas fait mention d'*esquilles* profondes ; il y en avait dans les 19 autres cas et l'extraction en a été faite parfois jusqu'à 5 et 6 centimètres de profondeur.

De sorte que, d'après mes observations, je ne crois pas qu'il soit rationnel de se baser sur la nature du projectile, pour décider ou rejeter l'opération.

Parmi nos 25 opérés, 8 n'avaient *aucun trouble encéphalique* important : ni signe de foyer, ni syndrome diffus ; tout au plus de la céphalée, ou une légère obnubilation, n'empêchant pas le blessé de répondre clairement à l'interrogatoire.

C'est un fait qui surprend toujours, que cette intégrité de l'intellect et cette absence de tout symptôme primitif grave, chez un blessé qui a reçu, quelques heures auparavant, un projectile en plein encéphale ; nous ne l'avons pas constaté chez nos blessés atteints de perforation bipolaire.

De ces 8 opérés, un seul a succombé de méningo-encéphalite, après avoir subi la régularisation d'un foyer de pénétration sus-orbitaire et l'éviscération de l'œil droit rompu.

A survécu aussi, un blessé *aphasique* et *hémiplégique*, sans syndrome diffus ; ses signes rolandiques étaient en voie d'atténuation très nette quelques jours après l'intervention.

Les suites ont été beaucoup moins favorables dans les 16 autres cas, concernant des blessés *subcomateux* ou *fortement obnubilés ;* 3 d'entre eux seulement ont survécu.

L'un d'eux aphasique et hémiplégique, avait retrouvé une partie de son vocabulaire et de ses mouvements, et les deux autres, qui n'avaient aucun signe de foyer, avaient repris conscience, au bout de quelques jours.

Au cours de ces 25 interventions, nous n'avons pas eu l'occasion d'extraire un seul *projectile superficiel.* Une fois seulement, chez un de nos blessés évacués, nous avons trouvé au milieu d'esquilles intra-corticales, un petit fragment de plomb.

Dans deux cas d'infection persistante, malgré la régularisation du foyer superficiel, j'ai pratiqué, d'ailleurs sans succès, l'*extraction secondaire* de la balle.

Dans le premier cas, la pénétration, datant d'au moins 24 heures, siégeait dans la région frontale gauche. Le blessé subcomateux et aphasique, présentait, en outre, des secousses cloniques de la face et du membre supérieur du côté droit ; sa température était à 38°6. Comme l'intervention limitée à la zone de pénétration n'avait amené aucune amélioration, je résolus de tenter l'extraction.

Le projectile, une balle de fusil, repéré par M. Barret, siégeait dans la pointe du lobe occipital gauche, à 4 centimètres de l'os.

Nous pûmes le découvrir à la profondeur indiquée, en nous aidant du téléphone de Hedley, et l'extraire au centre d'un foyer suppuré. L'opéré mourut 4 jours plus tard.

Notre second opéré eut le même sort. Il s'agissait d'un coup de feu oblique de la région frontale gauche, avec large éclatement de l'orifice d'entrée et issue abondante de matière cérébrale. Le blessé fort obnubilé, avec 37°9, est opéré le lendemain de la blessure. Je trouve un petit hématome extradural et j'extrais plusieurs esquilles dans l'écorce du lobe frontal.

Après une courte amélioration, le blessé perd de nouveau conscience et la température monte.

M. Barret localise la balle à 5 centimètres endedans de la brèche, très près de l'os. Son extraction n'a pas empêché la méningo-encéphalite d'évoluer.

Je m'en suis tenu à ces deux tentatives malheu-
reuses d'extraction secondaire chez des blessés
infectés.

Notre bilan n'est pas brillant : sur 25 blessés
atteints de perforation unipolaire avec rétention
profonde du projectile, 14 sont morts, malgré l'intervention suivant les règles classiques, soit *56
pour 100*.

Ici encore, l'infection a été la cause habituelle
de la mort. Presque tous nos opérés, même ceux
qui ont survécu, avaient déjà de la fièvre avant
l'intervention.

Il resterait à connaître le sort de nos 11 évacués.
Si le pronostic immédiat des perforations avec
rétention du projectile est meilleur que celui des
perforations de part en part, leur *pronostic éloigné*
nous paraît infiniment plus sombre.

Les plaies du crâne, dans la pratique de guerre,
ne sont pas comparables à celles que nous voyons
dans la pratique du temps de paix, où l'infection
est relativement rare et la tolérance relativement
fréquente. Un blessé de guerre qui porte dans son
encéphale une balle de fusil, court encore de
grands risques, quand il a échappé à la méningo-
encéphalite précoce. La méningo-encéphalite tar-
dive, l'abcès cérébral le menacent, et je me demande si, dans les 11 cas que je compte pour heureux, l'intervention n'a pas eu plus d'une fois
d'autre résultat que de retarder la mort !

Sur ce point, comme sur tant d'autres, cette
guerre nous apportera des enseignements nou-

veaux et je me demande si, bien loin de servir à
la doctrine de l'abstention primitive, dans les perforations avec projectile inclus, ils ne remettront
pas au contraire, en question, la pratique de l'extraction hâtive, facilitée par les immenses progrès
de la radiographie.

De l'ensemble de nos documents, deux faits res-
sortent en toute évidence : la *grande bénignité des
blessures extradurales* et *l'effroyable gravité des
blessures qui intéressent l'encéphale*.

Cette gravité a dépassé toutes les prévisions que
nous pouvions faire, d'après notre expérience du
temps de paix, puisque sur un total de 80 blessés
atteints de blessures cranio-encéphaliques, — blessures tangentielles intra-durales, perforations bipolaires et unipolaires — 47 sont morts peu de
temps après l'intervention, soit *58,75 pour 100*.

Chez certains de nos opérés, les lésions destructives immédiates, ne permettaient, assurément,
qu'une survie temporaire ; mais ils constituent,
somme toute, une minorité, et la plupart de nos
insuccès sont dus à l'infection méningo-encéphali-
que.

Parmi les causes capables d'expliquer cette fréquence inattendue de l'infection, l'insuffisance des
premiers soins m'apparaît comme une des plus
importantes.

J'ai été surpris de constater qu'aucun des blessés
du crâne que j'ai eu à traiter, n'avaient été rasés
au moment de l'application du premier pansement.
Cette omission d'une pratique élémentaire créait
des risques d'autant plus grands, que le comman-

dement n'avait pas tenu la main, sans doute parce que nous étions en hiver, à ce que les hommes aient la coiffure « à l'ordonnance ».

La chevelure crasseuse de nos blessés, les caillots et la matière encéphalique dont elle était imprégnée, constituaient un remarquable milieu de culture pour les agents pathogènes et la préparation du champ opératoire fut toujours un travail plus pénible et plus long que l'opération elle-même.

Le danger que crée pour les blessures du crâne l'exubérance de la chevelure, a déjà frappé d'autres observateurs et on a signalé, après la guerre de Mandchourie, que l'infection s'est montrée bien plus fréquente chez les Russes que chez les Japonais, dont le crâne était rasé à la tondeuse, et il est bien probable que la guerre actuelle permettra des comparaisons analogues.

Ajoutons à cela que nous n'avons pu intervenir que bien rarement d'une façon tout à fait précoce. Sur nos 127 cas, la date de la blessure a pu être précisée 113 fois : 22 blessés seulement ont été opérés le jour même ; la plupart n'ont pu l'être qu'après un ou deux jours, quelquefois davantage.

C'est que dans les secteurs de la forêt d'Argonne, le nombre constamment élevé des blessés et les difficultés souvent extrêmes de la relève, n'ont pas toujours permis le transport rapide à notre ambulance.

De plus, son encombrement continuel — nous avions chaque jour une moyenne de 50 blessés de toute catégorie — n'a pas été non plus sans porter parfois préjudice aux plus gravement atteints, en retardant l'intervention dont ils avaient besoin.

A ce point de vue, la très prochaine entrée en
service d'ambulances exclusivement chirurgicales,
pourvues d'un personnel compétent et d'un maté-
riel moderne, et réservées aux interventions d'urgence, constituera un progrès considérable. Elle
permettra très certainement d'obtenir dans le trai-
tement des blessures graves, des blessures cranio-
encéphaliques en particulier, des résultats plus
honorables que ceux que je viens d'exposer.

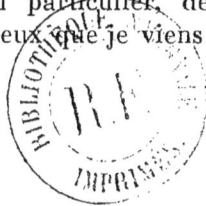

———※———

CAHORS & ALENÇON, IMPRIMERIES COUESLANT. — 18.177

www.ingramcontent.com/pod-product-compliance
Lightning Source LLC
Chambersburg PA
CBHW070713210326
41520CB00016B/4323